AF299466

NÉVROSES FÉBRILES.

CAS REMARQUABLE DE NÉVROPATHIE. AMAUROSE ET OPHTHALMORRHAGIE PAR CAUSE NÉVRALGIQUE[1].

———

Monsieur le rédacteur en chef de la GAZETTE MÉDICALE *DE* STRASBOURG.

Monsieur le rédacteur en chef,

Le sujet de cette observation est une fille de la campagne, âgée de vingt-neuf ans, brodeuse, qui, par le fait de la maladie, se trouverait réduite depuis longtemps à la misère la plus profonde sans les secours de quelques personnes charitables.

Née de parents sains, cette fille, d'un tempérament lymphatique nerveux, a longtemps joui d'une bonne santé, malgré sa trop grande assiduité à son travail énervant et un mauvais régime alimentaire; longtemps aussi, elle a vu sa menstruation avoir lieu d'une manière normale.

C'est vers le commencement de 1850 que sa santé a commencé à s'altérer d'une manière sensible.

A partir de cette époque, elle éprouva ce qu'il est si

———

[1] Une partie de cette observation se trouve dans un *Mémoire sur la constitution médicale*, publié dans le *Journal de la Société des sciences médicales de Bruxelles* (1852), mais la partie la plus intéressante est inédite.

commun de rencontrer chez nous depuis que la constitution médicale y est devenue éminemment névrosique,
elle éprouva, avec une fréquence et une intensité crois-
santes, des douleurs rachialgiques à siége variable, accompagnées d'autres manifestations morbides en rapport
avec ces douleurs : elles avaient lieu tantôt entre les
épaules, et alors se produisait une toux sèche, spasmo-
dique, avec dyspnée; tantôt en face de l'épigastre, avec
phénomènes gastralgiques; tantôt enfin dans les régions
spinales inférieures, avec accompagnement de perturbations, soit vers l'intestin, soit vers la vessie, soit vers
l'utérus, sous forme de douleurs, de ténesme. Des douleurs faciales et de la céphalalgie alternaient parfois avec
ces accidents.

Pendant plusieurs mois, ces divers phénomènes furent
apyrétiques ; mais ensuite, ils s'accompagnèrent de temps
en temps d'un mouvement fébrile, ayant surtout lieu aux
époques de la menstruation, devenue alors irrégulière,
non-seulement sous le rapport de la durée et des intervalles de cette fonction, mais aussi sous le rapport de la
quantité de sang évacuée.

Dans cette seconde phase, l'appétit et les forces dimi-
nuèrent sensiblement; il y eut de fréquents vomissements
et de fréquentes suspensions de travail.

Cependant, au mois d'octobre, une amélioration sensible se produisit, et cela coïncidemment avec le déve-
loppement d'une éruption prurigineuse générale, laquelle
constituait ainsi une véritable crise. Ce prurigo étant fort
incommode, la malade se mit en quête des moyens de
s'en délivrer. Une personne étrangère à la médecine lui
conseilla de faire des lotions avec le petit lait, et ce
moyen eut un prompt succès, mais succès regrettable,

car, peu de temps après, au commencement de décembre, cette fille se trouvait en proie à une fièvre rhumatismale accompagnée d'accès pernicieux revêtant principalement la forme délirante.

Cette affection, traitée avec succès par les préparations de quinquina, le calomel et les irritants cutanés, fut suivie d'une hydropisie abdominale, qui se dissipa en quelques jours, à mesure que se produisait une éruption furonculeuse et une sueur assez abondante pour être considérée comme une manifestation de la suette.

Pour rendre cet effort critique entièrement utile, c'est-à-dire pour contrebalancer l'influence nécessairement affaiblissante de cette perte sudorale, qui fut de longue durée, il eût fallu pouvoir mettre la malade à un régime alimentaire tonique joint à l'usage d'un vin généreux, chose que la position de fortune de cette fille rendait impraticable; il eût fallu aussi, pendant quelque temps encore, continuer l'administration des substances quiniques comme antipériodiques et comme toniques, double élément nécessaire, en effet, pour combattre la diathèse névrosique, laquelle, à défaut de ces puissants et divers modificateurs, devait continuer à se manifester.

Non-seulement cette fille resta névropathique; mais, aux perturbations nerveuses déjà offertes avant la fièvre grave, à ces perturbations beaucoup accrues, il s'en joignit un grand nombre d'autres. On peut même dire que la névrose devint tellement protéique que, depuis cette époque jusqu'aujourd'hui, elle a présenté, au moins en raccourci, toutes les manifestations de notre constitution médicale.

La seule énumération des accidents de cette maladie étant elle-même pour moi chose impossible, je me bornerai à indiquer ou à mettre en relief les manifestations qui m'ont le plus intéressé.

Pendant la convalescence peu franche de la fièvre sus-indiquée, il se produisit de vives douleurs intermittentes dans la région oculaire du côté droit, et bientôt l'œil de ce côté fut atteint d'amaurose complète et subite. En même temps avait lieu, au-dessus de l'œil gauche, un furoncle qui évidemment le préserva, mais seulement d'une manière temporaire, car cet œil ne tarda pas, après de semblables douleurs névralgiques, à devenir lui-même amaurotique, un peu moins complétement que l'autre il est vrai.

J'avais été longtemps sans entendre parler de cette fille lorsque, au mois de décembre 1852, elle me fut amenée par sa mère.

En outre de la cécité à peu près complète, elle était atteinte d'un bâillement parfaitement périodique, dont un accès avait lieu en ce moment même, ce qui, joint à sa démarche vacillante, donnait à cette malheureuse fille l'aspect le plus singulier.

Je constatai l'immobilité complète de la pupille droite et l'immobilité presque complète de la pupille gauche, je constatai aussi une notable accélération du pouls.

On me raconta que, trois mois après la fièvre grave, la vue était revenue subitement des deux côtés; que pendant six semaines la malade avait pu se livrer au travail de la broderie dans les intervalles de crises nerveuses qui consistaient alors principalement en accès d'oppression; mais qu'ensuite, la cécité s'était reproduite tout à coup et avait continué sans interruption.

Quelques doses quiniques mirent fin au bâillement spas-modique, mais non aux autres accidents, et la cécité dura longtemps encore , malgré l'emploi d'un séton et d'autres moyens.

Vers le mois de mars suivant , à la suite d'un érysipèle, l'œil gauche recouvra la vision ; mais l'œil droit resta définitivement et entièrement amaurotique.

Au bout de six mois environ , le bon œil se perdit de nouveau, à la suite de douleurs névralgiques semblables à celles dont il a été parlé tout à l'heure. Le retour, deux mois après, de la lucidité de cet œil coïncida avec la production d'accès apoplectiformes.

Après ces accès, qui furent nombreux, mais à type irrégulier, se produisirent, dans l'été de 1855 , des accès épileptiformes périodiques , quelquefois suivis d'hématémèse, perte sanguine que l'on pouvait considérer comme supplétive , car alors il y avait une longue suspension de la fonction menstruelle.

Pendant l'automne et l'hiver suivant, les accidents principaux furent : des coliques névralgiques périodiques intenses, des perturbations thoraciques semblables à celles de l'asthme ou de l'angine de poitrine, et quelquefois terminées par une hémoptysie, bien que ni l'auscultation ni la percussion ne révélassent aucune affection organique de la poitrine.

Au printemps de 1854, malgré la continuation d'une menstruation depuis quelque temps suffisamment abondante, il se produisit de fréquents accès convulsifs hystériformes, des épistaxis et des hématémèses.

Vers le milieu de l'été , une partie du corps qui avait été le siége de douleurs dermalgiques , se couvrit de larges taches ecchymotiques, pouvant à elles seules montrer que la perturbation nerveuse avait donné naissance à l'altération du sang, à l'élément scorbutique. Lorsque, au bout d'un mois environ, ces taches se furent dissipées, il se produisit de vives douleurs sciatiques intermittentes, bientôt suivies d'une demi-paralysie du membre inférieur gauche, laquelle fut combattue avec succès par la strychnine. Avec la disparition de cette paralysie coïncida une éruption miliaire abondante et générale, accompagnée de sueur, suette miliaire jouant ici véritablement le rôle de crise.

Pendant plusieurs mois, la malade mise à l'usage, alors assez suivi, de l'arséniate de soude, des amers et des ferrugineux, jouit d'une santé relativement assez bonne ; conservant entièrement l'usage de l'œil gauche, elle pouvait chaque jour, dans l'intervalle d'accès céphalalgiques d'une intensité médiocre, se livrer pendant plusieurs heures à son travail habituel.

Tourmentée alternativement par une violente céphalalgie changeant de siége, des douleurs pectorales avec dyspnée, et des douleurs sciatiques accompagnées d'une notable diminution de la motilité du membre déjà antérieurement atteint de paralysie, cette fille resta la plupart du temps au lit pendant la seconde moitié de l'hiver de 1854-1855.

Au mois de mai, presque en même temps que sa mère commençait à être atteinte d'une fièvre intermittente cholérique à laquelle cette femme a succombé, elle était elle-même en proie à des coliques et à des vomissements périodiques, accompagnés de mouvement fébrile, accidents pour lesquels je dus mettre en usage la médication quinique, et qui furent remplacés par des sueurs abondantes et une éruption miliaire eczémateuse, laquelle je m'efforçai de maintenir pendant quelque temps par des frictions irritantes.

Sans un grand affaiblissement de la vue, survenu à la . suite de vives douleurs siégeant dans la religion orbitaire, l'été se serait passé d'une manière assez favorable.

En automne, il y eut successivement de violentes coliques accompagnées de flux intestinal; des accès de céphalalgie sus-orbitaire, souvent terminés par une épistaxis et des accès de syncope.

En hiver, eurent lieu des accès à forme comateuse, dont la périodicité m'engagea à mettre de nouveau en usage les préparations quiniques, trop tôt abandonnées cette fois comme les autres, et remplacées par les préparations arsénicales, employées encore conjointement avec les amers et les ferrugineux.

Pendant le printemps, l'été et une partie de l'automne de 1856, rien de notable en dehors d'une grande variété de perturbations nerveuses relativement légères, et du retour complet de la vue du côté gauche.

Lorsque cette fille, le 7 décembre de la même année, revint chez moi soutenue par le bras d'une de ses proches, son aspect était celui d'une personne ayant été l'objet de graves voies de fait : un bandeau ensanglanté couvrait ses yeux, et le bas de son visage était souillé par du sang à demi-desséché. «On pourrait croire, me dit-elle, que «j'ai été battue, mais il n'en est rien : tout le sang que «vous voyez a coulé tout naturellement de mon œil «gauche, et ce n'est rien en comparaison de ce qui, antérieurement, est sorti de cet œil et de l'autre.»

Ayant fait ôter le bandeau, je vois les paupières gauches agglutinées et comme matelassées par du sang coagulé ; je voudrais les lotionner afin de pouvoir les écarter et juger de l'état des conjonctives et du globe oculaire, mais la malade manifeste une telle crainte de voir se reproduire l'écoulement sanguin, suspendu depuis peu de temps, que je renonce à mon exploration. L'œil droit, toujours complétement amaurotique, ne m'offre rien de nouveau qu'une légère injection conjonctivale.

Cette fille me donne les renseignements suivants :

Le début de l'hémorrhagie remonte à huit jours, et celle-ci a commencé par l'œil droit, à la suite de quelques accès de vives douleurs localisées au voisinage de cet œil, lequel, pendant deux jours et deux nuits, presque sans interruption, a fourni du sang, dont, il est vrai, la quantité variable n'a jamais été considérable; chaque retour et chaque augmentation de cet écoulement étaient annoncés par le retour passager de douleurs moins intenses que les premières, mais occupant la même région. La perte sanguine de l'œil gauche, précédée et accompagnée de douleurs identiques, a remplacé immédiatement l'hémorrhagie de l'œil droit; beaucoup plus abondante (« par « moments, je noie dans le sang, dit cette fille »); elle n'a, toutefois, guère lieu la nuit; elle s'accompagne, comme l'autre, d'alternatives de froid et de chaleur brûlante, avec soif et sueur la nuit. Cependant, de ce côté, la vision n'est que voilée : lorsque l'écoulement est suspendu et que les paupières sont écartées, la malade voit d'une manière aussi distincte qu'avant le début de l'hémorrhagie.

Voulant savoir s'il n'existerait pas de corrélation entre cette hémorrhagie et l'état actuel de la menstruation, si cette ophthalmorrhagie ne constituerait pas une déviation menstruelle, je questionne la malade au sujet de cette fonction, suspendue antérieurement à plusieurs reprises, et elle me dit avoir eu ses règles assez abondamment quinze jours avant l'hémorrhagie.

Pendant la consultation, qui dure environ une demi-heure, la malade n'accuse que de légères douleurs; son visage, comme antérieurement et depuis longtemps déjà, offre un peu de bouffissure; le fond de la peau, plus jaunâtre, contraste davantage avec la teinte violacée, habituelle depuis longtemps aussi, des pommettes et des lèvres; son pouls, peu développé, offre 90 pulsations environ.

Je conseille l'emploi du sulfate de quinine et du quinquina (1 gram. du premier et 4 gram. du second dans les vingt-quatre heures) mélangés dans l'infusion de café; je joins à cela l'usage interne de l'eau de RABEL, *usquè gratam aciditatem*, et l'application renouvelée de compresses imprégnées d'eau fraîche *loco dolenti*.

Après avoir suivi ce traitement pendant trois jours, cette fille me fait dire que l'hémorrhagie a cessé. Je parviens à le faire continuer quelques jours encore.

Pendant l'hiver de 1856-1857 et le printemps suivant, il y eut, entre autres manifestations morbides, de fréquents et violents accès de névralgie faciale et crânienne, terminés parfois par des épistaxis et des accès de névralgie thoracique.

Au mois de juillet, alors que les affections cholériformes, dans quelques localités de notre contrée, étaient de nouveau devenues pseudo-épidémiques, la malade fut atteinte d'une fièvre bilieuse rémittente cholérique, dans le traitement de laquelle la médication évacuante joua le principal rôle.

Au mois d'août, cette fille eut des accès fébriles épileptiformes parfaitement périodiques, auxquels la médication quinique mit promptement fin.

Au mois d'octobre, revint le trouble de l'œil gauche, à la suite de violentes douleurs sus-orbitaires.

Le 50 novembre dernier, par un froid glacial, on m'amène cette fille sur une voiture découverte, dont on la descend à grand'peine, tant est grande sa faiblesse.

Comme en décembre 1856, un bandeau ensanglanté cache la partie supérieure de son visage ; mais, cette fois, c'est l'œil droit qui est atteint d'hémorrhagie.

A peine entrée dans mon cabinet, elle éprouve une demi-syncope très-passagère ; puis a lieu un court accès de délire, qui se répète plusieurs fois pendant la consultation, et lequel s'était déjà manifesté avant le départ et pendant la route. Dans les intervalles, parfaitement lucides, elle accuse de vives douleurs se produisant tantôt à la région temporale droite, tantôt dans la région occipito-cervicale de ce côté. Néanmoins, je parviens à obtenir d'elle la plupart des renseignements qui suivent :

Depuis trois semaines, elle avait recouvré à peu près entièrement la vision du côté gauche et se trouvait presque satisfaite de sa santé générale, lorsque, le 29 novembre, huit jours après une menstruation paraissant suffisante, elle commença, dans l'après-midi, à éprouver de nouveau de vives douleurs fronto-temporales et orbitaires, qui, alternativement et à plusieurs reprises, se localisèrent au côté droit et au côté gauche. La nuit, ces douleurs s'étant suspendues pendant quelques heures, la malade put goûter le sommeil ; mais, à quatre heures du matin, réveillée par le retour des élancements névralgiques, localisés alors vers la région oculaire du côté droit, elle éprouva la sensation d'un liquide chaud coulant sur la joue de ce côté, et, une lumière lui ayant été apportée, elle vit que ce liquide était encore du sang.

Jusqu'alors, l'œil droit seul est atteint d'hémorrhagie,

qui, comme la première fois, a lieu d'une manière intermittente ; mais la malade craint que cet accident ne se
manifeste aussi bientôt au bon œil. Elle a les mêmes manifestations fébriles que la première fois, et, dans les intervalles de l'hémorrhagie, les douleurs, comme cela a
lieu en ce moment, se localisent tantôt vers l'oreille
droite, tantôt à la région occipito-cervicale.

Comme la première fois aussi, l'examen du globe oculaire et des conjonctives du côté où siége l'hémorrhagie
m'est interdite. L'œil de l'autre côté n'est pas sensiblement injecté.

Considérant le délire et la syncope comme émanant de
la même origine que les perturbations oculaires, regar-
dant ces diverses manifestations comme étant d'essence
périodique, je prescrivis le même traitement que l'année
précédente presque à pareille époque, c'est-à-dire que je
fis de l'emploi des préparations quiniques la base de la
médication.

Ces préparations ne furent employées que pendant deux
jours, et je fus sans nouvelles de la malade jusqu'au 7
décembre, jour où je reçus, d'une personne officieuse,
une lettre dont voici la teneur :

« La syncope et le délire ont cessé de se reproduire à
partir du lendemain de la consultation ; suspendue pendant deux jours ou du moins réduite à un léger suinte-
ment, l'hémorrhagie s'est reproduite le 4 dans la soirée,
et a continué depuis lors, avec des intermittences qui ont
surtout lieu la nuit ; la malade, éprouvant de vives douleurs vers l'œil gauche, croit que la perte sanguine y est
imminente. »

Voulant tâcher de me passer des trop dispendieuses préparations quiniques, je prescrivis, en outre de la conti-

nuation de l'usage de l'eau de RABEL, l'emploi de la teinture d'iode, moyen nouvellement préconisé dans les né-
vralgies, et que je fis prendre à la dose de 15 gouttes
par jour dans un verre d'infusion aromatique.

Le 15, la même personne m'adresse une seconde lettre
dont je transcris le passage ci-dessus :

« La prévision de la malade s'est réalisée : depuis avant-
« hier (11), les deux yeux fournissent du sang, et parfois
« avec une abondance telle que, lorsque cette fille est cou-
« chée, sa bouche est remplie de ce liquide. En outre des
« douleurs de tête, qui continuent à revenir par accès,
« elle éprouve des maux d'estomac, que semblent aug-
« menter les gouttes dont elle fait usage. »

J'abandonne la teinture d'iode et j'en reviens encore à
la médication quinique.

Voici ce que m'apprend une dernière lettre, en date
du 25 : Presque à partir du moment où, de nouveau, les
préparations quiniques ont été mises en usage, les douleurs oculaires et l'hémorrhagie commencèrent à dimi-
nuer ; au bout de quatre jours cette hémorrhagie cessa
complétement, et ces douleurs se trouvèrent remplacées
par de la céphalalgie temporale ou occipito-cervicale,
d'une intensité beaucoup moindre; les maux d'estomac
sont également beaucoup moindres, l'appétit commence
à revenir, et il s'est produit une transpiration assez abondante presque continue.

Je me borne à conseiller, pour le présent, un régime
alimentaire aussi convenable que possible, l'usage d'une
boisson amère et aromatique, et les précautions hygié-
niques propres à favoriser la continuation de cette nou-
velle sueur critique.

Ici se termine mon récit.

Réflexions.

Bien que très-incomplète, cette observation me semble-rait mériter d'être envisagée sous de nombreux points de vue, principalement :

1° *Au point de vue de l'amaurose.* Ce n'est pas ce-pendant que ce cas d'amaurose névralgique soit unique dans ma clientèle : dans différents travaux, j'ai cité des cas de paralysie de la vue par cause névralgique, comme j'ai cité des cas de paralysie des autres sens, ayant eu pour moteur la même perturbation nerveuse ; et je pos-sède encore des cas inédits du même genre, car, depuis qu'existe notre constitution médicale si manifestement névrosique, les perturbations des sens en général ont con-tinué à s'offrir avec une fréquence tout à fait inconnue an-térieurement. Mais rarement le trouble de la fonction vi-suelle a été aussi remarquable que chez cette fille.

2° *Au point de vue de l'ophthalmorrhagie.* J'ai ob-servé un certain nombre de fois l'injection conjonctivale intermittente, la conjonctivite intermittente par cause né-vralgique, et, dans presque tous les cas, j'ai obtenu un prompt succès de l'emploi des préparations quiniques ; mais le sujet de l'observation que je viens de donner est la seule personne chez laquelle j'aie vu se produire l'hé-morrhagie conjonctivale intermittente névralgique, dans le traitement de laquelle le traitement antipériodique, employé à plusieurs reprises, a, comme on l'a vu, chaque fois réussi également.

Aujourd'hui donc, plus que jamais, je puis répéter ce que j'ai écrit en 1849 pour la première fois : « Si l'on veut « savoir ce que peut produire la perturbation névralgique « localisée vers les organes profonds, il suffit d'étudier les « effets de cette perturbation dans la région oculaire. »

Pour ne parler ici que de deux effets de cette même perturbation, si, dans ma dernière note, intitulée : *Altéra-
tions organiques de l'œil produites par la perturbation
névralgique*[1], j'ai pu dire que : « l'hypopyon s'est pro-
« duit par le même mécanisme que ces empyèmes, ces
« ascites, ces épanchements dans la tunique vaginale où
« le testicule lui-même, épanchements dont j'ai cité des
« exemples, » si j'ai pu dire cela avec vérité, je puis également dire que l'ophthalmorrhagie s'est produite aussi
par le même mécanisme que les autres hémorrhagies
éprouvées par cette fille, et les pertes sanguines émanées
d'organes plus ou moins profonds, que j'ai observées chez
tant d'autres malades. Toutefois, au sujet de cette hémorrhagie conjonctivale, j'ajouterai que la production en
a sans doute été favorisée par l'altération du sang, révé-
lée surtout et longtemps auparavant par les ecchymoses
spontanées dont j'ai fait mention, ce qui, peut-être, à
ces deux mots *ophthalmorrhagie névralgique*, aurait dû
me faire ajouter le mot *scorbutique*.   Liégey.

Rambervillers, le 9 mars 1858.

Cher confrère,

Depuis l'envoi de ma note relative à un cas de *névro-*

---

[1] *Gazette médicale de Strasbourg*, n° 8, du 23 août 1857. —
Quelques erreurs provenant de ma plume ou de la typographie,
se sont glissées dans ce travail : par exemple, au lieu de *névro-
tique*, il faut lire *névrosique*; au lieu des lettres *d*, *e*, *f*, mises
en tête des trois derniers paragraphes, il faut voir les chiffres
3°, 4°, 5° qui rendent ces paragraphes plus compréhensibles.

pathie et destinée à la *Gazette médicale de Strasbourg*, j'ai eu occasion (le 24 février) de voir, chez elle, la malade qui fait le sujet de cette observation. En ce moment, elle était occupée à broder ; son aspect général était vraiment bon ; il ne restait aucune trace d'injection conjonctivale, rien qui rappelât l'hémorrhagie oculaire. Mais, depuis près de quinze jours, elle éprouvait, d'une manière intermittente, un autre écoulement sanguin, lequel parfois était assez abondant : il provenait de la muqueuse gengivale de la moitié gauche de la mâchoire inférieure, muqueuse qui, par sa teinte violacée et son boursouflement, contrastait avec les autres portions de la gencive. Au moment de ma visite, il n'y avait pas d'écoulement, mais les dents inférieures gauches étaient teintes en rouge, et, en pressant légèrement du bout du doigt l'espèce de bourrelet dont je viens de parler, je vis le liquide sanguin suinter de tout le bord alvéolaire, lequel était partiellement décollé. En ce moment non plus, la malade ne souffrait point, mais elle m'a dit que chaque perte sanguine spontanée était précédée d'un accès de douleur névralgique ayant son point de départ au-dessous de l'oreille et ne s'étendant pas au delà du niveau de l'angle de la mâchoire, et qu'une série d'accès du même genre avait servi de prodrome à l'hémorrhagie. Cette hémorrhagie buccale se produisait donc de la même manière, par le même mécanisme que les hémorrhagies antérieures, et comme plusieurs d'entre elles, comme l'hémorrhagie oculaire particulièrement, elle était indépendante de la menstruation, car cette fonction, nous dit le malade, avait eu récemment lieu d'une manière normale.

En fait de traitement, cette fille n'a consenti à faire que ceci : appliquer un vésicatoire derrière l'oreille et se gargariser la bouche avec le jus de citron ou de vinaigre étendu d'eau. Je ne sais si cela a été snffisant.

Agréez, etc. LIÉGEY.

STRASBOURG, IMPRIMERIE DE G. SILBERMANN.